즐똥

인생 최고의 똥을 위한 완벽 가이드

줄리아 블로버거 & 루스 니터 지음
프로우키 덴 나이스 그림
김완교 옮김

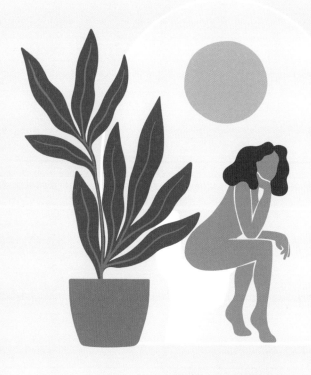

즐똥

인생 최고의 똥을 위한 완벽 가이드

줄리아 블로버거 & 루스 니터 지음
프로우키 덴 나이스 그림
김완교 옮김

느낌있는책

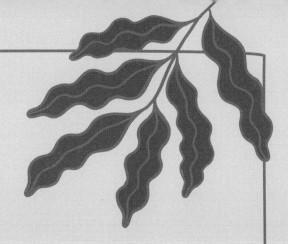

이 책의 주인:

. . . .

목차

똥 얘기를, 해보자

슬슬 똥에 대해 솔직하게 얘기할 때가 됐다.

우리 사회는 뭘 먹는지에 집착한다. 1980~90년대와 2000년대 초반에는 무지방, 무설탕, 무탄수화물 식단이 유행했다. 건강을 위한다는 명목이었지만 결국은 체중 감량에 주력하는 식단이었다. 체중을 감량하는 다이어트가 사라지진 않았으나 장 건강과 전반적인 건강의 상관관계를 알게 되면서 사람들은 좀 더 현명해졌다.

최근에는 사람들의 관심사가 음식의 질과 식단의 균형으로 옮겨갔다. 음식이 장에 영향을 주고, 그 영향은 허리둘레뿐만 아니라 뇌에도 영향을 주며 신체적, 정신적으로도 영향을 미친다는 사실을 깨닫게 되었다. 음식은 수면, 스트레스, 라이프스타일과 혈중 염증 수치에 큰 영향을 끼치고 잘못하면 질병까지 만들 수 있다. 간단히 말해 장 건강이 전반적인 건강의 열쇠인 셈이다.

장이 건강한지는 어떻게 알 수 있을까? 바로 여기서 즐똥 철학이 필요해진다.

똥은 전반적인 건강상태를 체크할 때 언제라도 신뢰할 수 있는 지표다. 문제는 대다수가 똥을 싸고 나면 최대한 빨리 변기 물을 내리게끔 교육받았다는 점이다. 문자 메시지를 읽지도 않고 지우는 일과 다름없는 데도 말이다. 장은 정기적으로 건강상태를 보고해 주는데 고작 수치심 때문에 보고서를 읽지 않는다면, 혹은 잘 몰라서 읽지 못한다면 커다란 손해가 아닐 수 없다.

똥이란 단어가 나오기만 해도 불편해지는 기분은 십분 이해한다. 우리 사회는 똥 얘기를 터부시해왔다. 누군가 안부를 물을 때 이렇게 자랑하는 사람은 드물다.

"이번 주엔 매일 아침 환상적인 모닝 똥을 쌌어요! 물어봐줘서 고마워요!"

한 주 내내 좋은 모닝똥을 싼 일은 아주 큰 업적이다! 물론 안부를 말할 땐 좀 더 행복하고, 기운이 넘치고, 정신이 더 또렷해졌다고 에둘러 말하는 편이 서로에게 편할지 모른다. 정작 이런 긍정적인 근황이 훌륭한 모닝똥과 연관되어 있다는 사실은 간과한 채로 말이다. 그 연관성을 찾는 일이 바로 건강의 열쇠다. 좋은 기분과 나쁜 기분의 근본적인 원인을 모른다면 좋은 상황을 반복하고, 나쁜 상황을 배제하는 일이 어려워진다.

친구와 가족에게, 아니 최소한 의사에게라도 솔직하게 똥 얘기를 할 수 있다면 배변 상태 확인이 어째서 소중한지, 어떻게 해야 하는지 이해할 수 있을지도 모른다. 하지만 우리 모두가 편하게 똥 얘기를 할 수 있게 될 때까지는 당신에게 이 책을 인생 최고의 똥으로 인도할 안내서로 삼으라고 하고 싶다. 부담스럽지 않고, 부끄럼 없이 마음 편히 똥 얘기를 나눌 수 있는 친구로 이 책을 생각해주면 좋겠다.

저자는 인도의 전통의학인 '야유르베다'식 라이프스타일 및 영양학에 대한 전문적 훈련과 자격증을 딴 공인 코치들이다. 야유르베다가 기본 신앙체계로 자리 잡은 공동체에서는 수천 년간 건강, 심적 상태, 면역력, 웰빙을 확인하고 진단하는 주된 지표로 똥을 이용해왔다. 책에서는 똥을 잘 싸는 방법과 잘 관찰하는 방법을 알려줄 것이다. 일주일간 라이프스타일에 전혀 변화를 주지 않은 채 배변 상태를 확인해 똥이 어떻게 생겼는지 관찰해보자. 화장실에 가는 빈도, 모양, 질감, 냄새, 색을 매일 관찰하는 방법을 배우게 될 것이다. 익숙하지 않으면 처음에는 이상하게 느껴질 수도 있다. 그러나 한 가지만 기억하자. 당신이 변기에 흘려보내는 물건보다 더 확실한 건강 지표는 없다.

이 책을 읽으며 아침 루틴, 식단, 수면, 자기 관리에 적용 가능한 팁과 요령을 배우게 될 것이다. 변화의 효과들은 책 끝에 있는 3주 점검표를 통해 확인할 수 있다. 그 후로도 관찰을 계속하고 싶다면 배변 점검표 페이지를 복사해서 쓰면 된다.

내용 중 상당수는 당신이 똥과의 관계를 형성하고, 분석하고, 향상시킬 수 있는 상식적인 조언들이다. 저자가 의사는 아니기에 볼일을 볼 때 불편하거나, 아프거나, 피가 묻어 나온다면 전문 의료인을 찾을 것을 권장한다. 하지만 장의 상태를 잘 다스리게 되면 덜 멍하고, 덜 무기력하고, 덜 예민해질 가능성이 크다. 결국 우리를 기분 좋게 해주는 호르몬인 세로토닌의 95%는 신체의 이 부분에서 나오기 때문이다. 그러므로 야유르베다에 나오는 '소화의 불'(소화력)이 제대로 붙었다면 기력, 면역력, 전반적인 행복도가 올라갈 것이다.

행복하고 건강한 배변 생활을 기원한다!

즐똥!

사랑을 담아, 루스와 줄리아

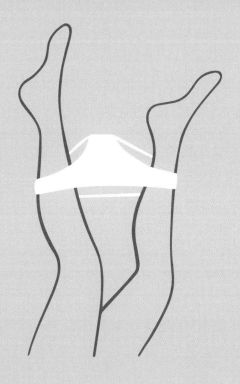

즐똥 철학

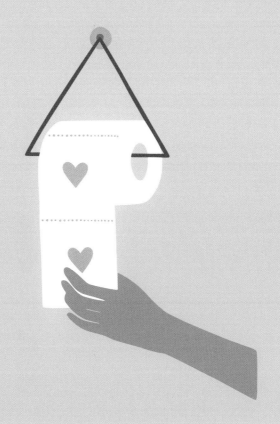

똥 싸는 방법이야 다들 알고 있다. 애초에 타고난 본능이니까.

그렇다면 똥 싸는 스타일에 대해서는 생각해본 적 있는가? 휴대폰을 보면서도 빠르게 싸고 나오는 편인가? 20분간 변기 위에 앉아 아직 준비도 안 된 녀석을 쥐어짜는가? 아니면 필요 이상으로 오랫동안 참았다가 가는 편인가?

똥 싸는 스타일은 거의 생각해본 적도 없을 테고 화장실에 앉아 있는 시간을 건강 체크의 기회로 보는 사람도 많지 않다. 이건 대단한 기회다! 스스로를 다잡고 몸에 집중하며 숨을 돌리고 (비유적으로든 직설적으로든) 놓아주는 순간이다.

즐똥 실행계획을 세우기 전에 먼저 즐똥 철학을 살펴보자. 변기에 가만히 앉아서 마음을 확장시켜보자.

똥 얘기를,
해보,자

완벽한 똥 싸기 경험의 첫 단계는 아침 잠자리에서부터 시작된다. 잠에서 깨자마자
눈을 뜨고 자신의 고요한 숨소리를 들으며 몸속을 느껴보자. 누운 채로 배에 팽만감이
드는지 느껴보며 스스로에게 물어보자.
"전날 밤 저녁 식사는 소화가 됐을까? 내 몸은 오늘 하루를 시작할 준비가 됐을까?"
준비가 됐다고 느껴진다면 아늑한 잠자리를 떠나 화장실 변기에 앉자.

저녁 식사가 제대로 소화됐다면 크고 아름다운 것이 출구를 향해 천천히 아래로
향하는 중이란 느낌을 받을 테고, 힘들이지 않고 똥이 당신의 몸을 빠져나와 변기통
한가운데 안착할 것이다. 색상은 갈색에서
암갈색이고 질감은 부드러워 보이지만 모양은
흐트러지지 않았을 것이다.

어제의 잔재를 뒤로 하고 나면 이제 속이 비어 몸은
가볍고 기운은 넘치니 하루를 시작할 준비가 됐다는
느낌을 받게 된다. 다음 단계는 아침 식사로 몸에
영양분을 공급하는 일이다.

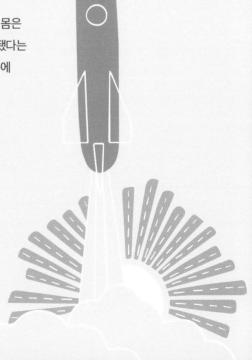

변좌의 게임

삶의 목표에는 행복, 안정, 건강이 포함된다. 목표를 이루려면 나 자신과 나만의 시간을 존중해야 한다. 똥 타임은 신성한 시간이다. 오롯이 자기 자신만의 시간이다. (주부거나 바쁜 직장인, 워킹맘이라면 어쩌면 유일하게 얻을 수 있는 자기만의 시간일 수도 있다.)

세라믹으로 된 왕좌에 앉는 동안만큼은 자신을 왕처럼 대하자. 이 순간만큼은 누구도 당신을 속박하지 못한다. 당신이 바로 왕좌의 주인, 왕이다. 속세는 잠시 잊고 천천히 숨을 들이마신 뒤 뱃속의 무소유를 실천하자!

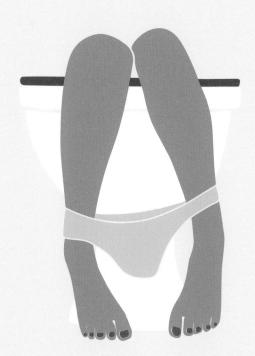

아그니 무드라

야유르베다에서는 소화 기관을 내면의 불길과 같다고 생각하며 이를 아그니, 산스크리트어로 '불'이라고 설명한다. 내면의 불길은 우리가 뱃속에 집어넣은 세상을 소화하고 변화시킨다고 한다.

요가의 상징적인 수인(手印)인 무드라는 명상과 호흡법 수련에 사용하며 내면의 힘을 활용할 수 있도록 도와준다. 아그니 무드라, 불의 수인은 몸속 소화의 불에 집중하도록 도우며 힘과 에너지를 아랫배로 이끈다. 소화기 계통 건강을 향한 여정 도중 심리적 장벽에 부딪힐 확률이 높다. 아그니 무드라는 장애물을 대하는 마음가짐을 바꾸는 데 도움을 줄 것이다.

변기에 앉아 있을 때 수인을 맺으려면 엄지로 약지를 잡고 나머지 손가락은 곧게 펴자. 숨을 몇 번 쉬는 동안 양손 모두 이 무드라를 유지하도록 하자.

추가적인 효과:

* 소화에 도움

* 스트레스 감소

* 신진대사 향상

* 근력 향상

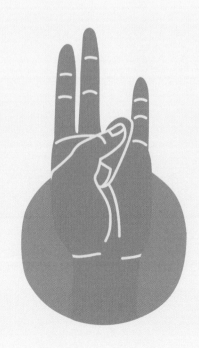

중요한 순간에는
잠시 꺼두셔도 좋습니다

똥을 생각할 때 휴대폰에 대해 한마디 안 할 수가 없다. 휴대폰은 화장실에 가져가지
마라. 휴대폰을 항상 붙들고 있지 않으면 손이 근질거리고 마음이 어지럽다는 거
잘 안다. 하지만 휴대폰에 마음이 쏠리면 똥 싸는 순간에 집중하지 못하고 몸의
느낌이 어떤지, 똥 상태가 어떤지 자기 몸을 살피는 데 방해만 될 뿐이다. (태블릿 PC
도 마찬가지니까 꼼수 쓰지 말고!) 게다가 엉덩이 닦은 손으로 휴대폰을 만지면⋯⋯
괜찮을까?
화장실에 휴대폰을 가져가면 에너지가 눈을 통해 위쪽으로 이동한다. 실상 화장실에서
에너지가 움직여야 할 방향은 엉덩이가 있는 아래쪽인데 말이다. 그러니 시간의
여유를 두고 에너지가 아래로 향하게 집중하자. 괜한 속세의 걱정거리로 마음을
채우면서 에너지 흐름을 방해하지 말고. 그럴 시간은 이미 하루 내내 충분히 있다. 모든
일이 그렇듯 똥 싸는 일도 집중해야 잘된다.

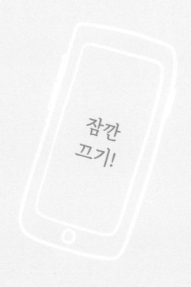

잠깐
끄기!

공중화장실에서 똥 싸기

생각보다 많은 사람이 공중화장실에서 똥 싸는 일을 꺼린다. 이런 행동은 주로 어린 나이에 시작되는데, 아이가 똥에 대한 부끄러움을 자각하기 시작하면서 발현된다. 어떤 아이들은 집에 갈 때까지 똥을 참기까지 한다. 이해한다. 똥 냄새는 화장실 옆 칸으로도 번질 수 있으니까. 쪽이 안 팔릴 수가 없다!

그런데 어른이 돼서도 여전하다면 이 만트라를 따라 살라고 하고 싶다. '모두가 똥을 싼다. 당신, 당신 친구, 당신 동료, 비욘세, 미국 대통령까지도!' 똥 싸는 것은 가장 자연스러운 욕구 중 하나다. 우리 몸은 영양분을 흡수하고 노폐물은 배출한다. 이 점이 중요하니 꼭 기억해두자. 똥은 쓰레기다. 집안에 쓰레기봉투가 쌓이면 그대로 두는가? 절대 아닐 거다! 쓰레기봉투가 차자마자 밖에 내놓겠지.

똥을 참는 일은 몸에만 나쁜 게 아니라 정신 건강에도 안 좋다. 집에서만 똥을 쌀 수 있으면 밖에도 자주 안 나가려고 할 테고 그만큼 즐거움, 재미, 행복, 기쁨을 느낄 기회도 줄어든다. 사람이 살맛나게 하는 원동력이 약해진다. 한 번만 믿어보자. 당신이 똥 싸는 소리나 당신 똥에서 나는 냄새를 창피해하는 이는 없다. 만일 정말 그렇게 생각하는 사람이 있다고 해도 굳이 불편함을 감수하면서까지 그 사람의 생각을 신경 써야 할까?

내 몸이라는 집을 깨끗하게 유지하고 어디에 있든 몸속 쓰레기는 바로바로 밖으로 버리도록 하자.

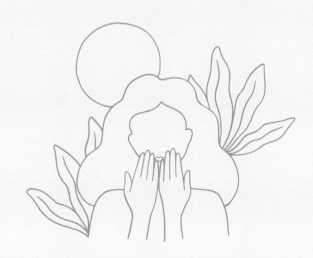

나의 방귀 해방일지

사람 사이의 마음의 장벽을 허무는 가장 좋은 방식은 생리적 욕구를 있는 그대로
표현하는 것이라고 믿는다. 울고, 트림하고, 하품하고, 오줌 싸고, 똥 싸고, 코 골고, 방귀
뀌고 싶은 충동이 들면 그대로 행동하고 자신의 불편한 마음도 해방시켜라!
신체적 욕구는 몸속에 있는 것을 배출하라고 신호를 보낸다. 신호를 무시하면 각종
가스가, 있으면 안 될 곳에 갇히고 만다. 결국 두통, 어지러움, 복부 통증, 부비강 통증,
복부 팽만감, 무기력함 등의 부작용을 겪게 된다.
현실적으로 공공장소에서 방귀를 뀌기 힘든 건 사실이다. 그럴 땐 최대한 빨리 혼자
있을 수 있는 장소를 찾아 방귀를 뀌어라. 집에서 혼자일 때는 물론이고 사랑하는
이들과 함께 있을 때도 그때그때 생리적 욕구를 따르자. 방귀는 자연스러운 현상이며
건강한 행동인 동시에 해방감을 준다. 사소한 몇 가지만 해방시켜도 순식간에 기분이
좋아진다!

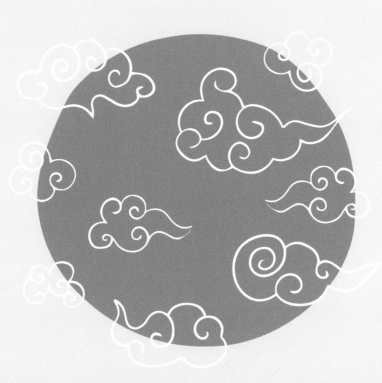

똥 싸기에 대해 어떤 감정을 가졌는지 자유롭게 탐구해볼 시간이다.
똥에 대한 개인적인 철학을 적어보고
어떤 심리적 장벽이 있는지 목록을 만들어보자.
어떻게 하면 화장실을 더 똥 싸기 즐거운 공간으로
만들 수 있는지도 적어보자.

배변학
개론

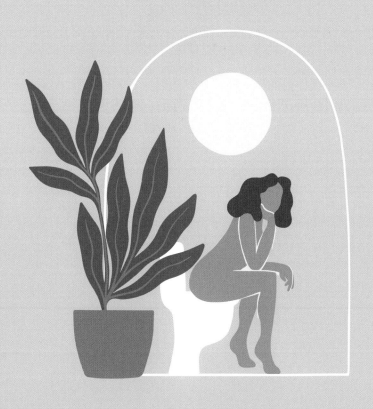

어떻게 완벽한 똥 싸기 경험을 만들 수 있는지 상상하기 어렵다면 세라믹 왕좌에서 왕처럼 굴어봐라. 화장실 문제는 혼자만의 고통이 아니다. 살면서 즐똥을 쌀 수 있기까지는 누구에게나 시간과 연습이 필요하다. 지금부터는 똥 싸는 법, 똥 보는 법, 똥을 해석하는 법 등 배변 실행계획을 알아보고자 한다. 그럼 똥을 어떻게 전반적인 건강의 지표로 삼을지 이해하는 데 도움이 될 것이다.

38페이지에 첫째 주 점검표가 있는데 책을 읽기 전 지금 상태의 똥을 관찰할 수 있게 도와준다. 화장실 신호가 오는 시간부터 똥의 모양, 색깔, 냄새를 기록하고 식단, 알코올 섭취량, 카페인 섭취량, 수면 청결도를 포함한 여러 행동에 대해서도 적는다. 책을 더 읽어나가다 보면 이러한 행동과 똥과의 상관관계를 이해하고 기록하는 순서가 또 기다리고 있을 것이다.

당신의 즐똥 여정을 지금부터 시작해보자!

똥 싸는 법

1 신호가 온다면 화장실에 갈 시간이다. 느낌이 오지 않는데 억지로 가지는 말자. 느낌 아니까.

2 변기에 앉는다.

3 긴장을 풀고 천천히 호흡하며 속에 있는 걸 전부 뽑아내자.

4 아직 물을 내리지 말자.

5 한번 살펴보자. 똥의 모양, 크기, 질감, 냄새, 색을 확인하자. (똥을 해석하는 법에 대해서는 31페이지에서 더 많은 정보를 참조하자.) 38페이지의 첫째 주 점검표에 관찰한 모든 것을 기록하자. 눈으로 본 것과 냄새도 적어보자. 솔직하게!

6 한 주 내내 똥 상태를 확인하며 어떤 패턴이 있나 보자. 너무 묽은가? 너무 딱딱한가? 자주 설사를 하는가? 색이 갈색~어두운 갈색 외에 녹색, 노란색, 혹은 다른 색인가? 표면에 기름기가 있어 보이는가? 특이하고 평범하지 않은 냄새가 나는가? 모두 기록하기 좋은 소재들이다.

메모: 책에 나오는 팁들을 써도 똥이 계속 일정하지 않다면 전문의와의 상담을 권한다. 나쁜 똥은 의료 조치가 필요한 심각한 문제의 신호탄이기도 하다.

똥 잘 닦는 법

생명을 창조할 수 있는 사람들은 소중이와 항문이 정말 가깝다. 그러니 닦는 방향도
조심하자! 똥 싼 다음 뒤에서 앞으로 닦으면 요로 감염으로 이어질 수 있다.
뒤쪽에서, 혹은 다리 사이로 손을 뻗어 앞에서 뒤로 닦는 정도의 수고는 들이자.

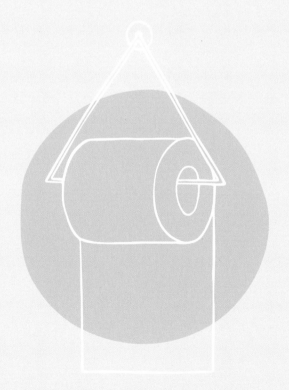

한 번 싸냐, 두 번 싸냐, 그것이 문제로다

얼마나 자주 똥을 싸는지는 소화 기관의 화력과 불을 지피기 위해 무엇을 먹느냐에 달렸다. 채식주의자, 완전채식주의자, 소화하기 쉬운 음식을 섭취하는 사람들은 하루에 한 번에서 두 번 정도 똥을 쌀 것이다.

유제품이나 고기 같은 좀 더 묵직한 음식을 먹는다면 소화 기관의 불이 좀 더 세게 타올라야 하고 음식을 분해하기 좀 더 어려울 수 있다. 그래도 여전히 하루에 최소 한 번은 싸야 한다.

똥 싸는 횟수보다 똥의 모양과 색깔이 더 중요하다. 갈색에서 암갈색에 좋은 모양이며 냄새도 별로 안 나는 똥을 한 번 싸는 게 빠르게 쏟아내는 설사 두 번 싸는 것보다 낫다. 예쁜 모양의 똥 두 번 싸는 게 엄청 단단하고 메마른 변비 똥 한 번 싸는 것보다 낫다. 이해가 되는가?

당신이 객관적으로 이상적인 횟수를 바란다는 사실은 알지만 다 필요 없고 배에서 올라오는 본능을 믿어야 한다! 똥의 모양, 냄새, 질감을 바꾸길 원한다면(혹은 필요하다면!) 이제부터 식단에 줄 수 있는 변화들을 알아보자.

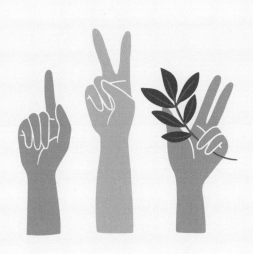

똥까지 살아서 가는
비트 테스트:
소화 시간 재보기

얼마나 빨리 음식을 소화하는지 알 수 있는 가장 좋은 방법은 비트 테스트다. 간단한 테스트로, 비트를 원하는 대로 요리해서(굽거나 생으로 먹거나, 썰거나, 다지거나, 갈거나) 먹고 식사 시간을 확인한다. 12~24시간 안에 붉고 색이 밝아진 똥의 색을 확인할 수 있다.

12~24시간: 정상적인 소화 시간이다.

12시간 미만: 소화 기관의 화력이 너무 세다. 회향 씨앗, 민트, 쿠민, 고수, 카르다몸 (수두구) 같은 조미료나 허브를 곁들여서 소화 기관의 불길을 조금 진정시켜보자.

24시간 이상: 몸속의 불길이 너무 약해 소화가 쉽지 않다. 시나몬, 생강, 후추, 고추, 호로파 같은 조미료를 곁들여서 소화 기관의 불길을 다시 살려보자.

이 똥이 아니야!
똥 모양 분석하기

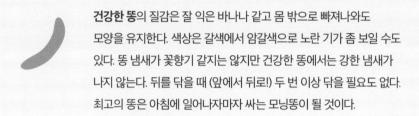

건강한 똥의 질감은 잘 익은 바나나 같고 몸 밖으로 빠져나와도
모양을 유지한다. 색상은 갈색에서 암갈색으로 노란 기가 좀 보일 수도
있다. 똥 냄새가 꽃향기 같지는 않지만 건강한 똥에서는 강한 냄새가
나지 않는다. 뒤를 닦을 때 (앞에서 뒤로!) 두 번 이상 닦을 필요도 없다.
최고의 똥은 아침에 일어나자마자 싸는 모닝똥이 될 것이다.

끈적한 똥 안에서 걸리고 깔끔하게 나오지 않고 잔변감이 느껴진다.
이런 똥은 가끔 보면 기름기가 있고 흐물거리기까지 한다. 색은 창백한
갈색에서 노란색이다.

단단한 똥 적당한 크기의 여러 덩어리나 하나의 크고 메마른 덩어리
(악! 내 똥꼬!)로 나온다. 똥이 단단하고 메말라서 싸기 어려울 수도
있다. 마른 똥은 복부 팽만감이 있을 때 자주 나오는데 변비와 함께
찾아온다.

묽은 똥 급하게 나오며 흐물흐물하고 모양을 유지하지 못한다. 가끔은
싸면서 뒤쪽이 맵기도 하다. 냄새는 강하고 신 내가 날 수도 있다. 뒤를
닦는데도 휴지를 많이 쓰게 된다.

설사 아주 묽은 데다 물기도 많으며 강하고 독한 악취가 난다. 몸이
아플 때는 거의 액체에 가까울 수도 있다. 사흘 이상 설사가 나오면
병원을 찾아가자.

나의 퍼스널 똥 컬러:
똥 색깔 분석하기

최상의 똥은 갈색에서 암갈색을 띤다. 하지만 가끔은 똥도 아몰레드 컬러똥일 수도 있다! 아래 차트가 똥의 색이 어떤 의미인지 이해하는 데 도움을 줄 것이다.

색깔	영향을 주는 음식과 약
녹색	푸른 채소, 철분 보충제
회색, 진흙색	지사제와 같은 처방약들
노란색	시리얼과 같은 글루텐 음식에 들어 있는 단백질
검은색	철분 보충제, 감초, (소화제, 지사제 등에 함유된) 차살리실산 비스무트
밝은 붉은색	비트, 크랜베리, 토마토 주스, 토마토 수프

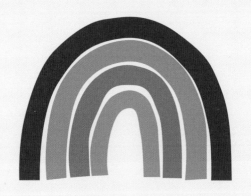

의학적 원인

대장에서 똥이 너무 빨리 지나간다.
소화 기관이 음식을 분해할 시간이 부족하다.

소화 기관에 똥을 분해할 담즙이 부족하다.

식단에 지방 비율이 높을 수 있다.
노란 똥은 흡수 장애, 유제품이나 글루텐 불내증의 증상일 수도 있다.

상부 위장관에 감염 증상이나 출혈이 있을 수 있다.

하부 장관(대장과 직장)에 출혈이나 내출혈이 있을 수 있다.

가스.가스.가스!
똥 냄새가 심하다면

냄새가 심한 똥은 주로 줄줄이 사탕(자주 화장실을 가고 묽거나 기름기 있는 똥)으로
나온다. 가장 흔한 이유는 흡수 장애, 글루텐이나 유당 불내증, 과민성대장증후군,
크론병이다. 식중독, 탈수, 약물 부작용 때문일 수도 있다. 냄새 나는 똥이 계속 나오면
의사와 상담해보자. 병원에 가기 전에 쉽고 안전하게 똥 상태를 개선할 수 있는 방법을
먼저 실천해보자.

* 식단 확인해보기(58페이지 참조)

* 빵, 크래커, 사탕, 과자 등 가공식품 섭취량 줄이기

* 똥에 기름기가 정말 많다면 포화지방과 트랜스지방 섭취량 줄이기
  (단일불포화지방과 다가불포화지방은 몸에 좋다.)

* 수분 섭취하기! 뻔한 말이지만 아주 큰 변화를 가져다준다.
  하루에 물 8잔, 혹은 2ℓ를 마시라는 말을 귀에 못이 박히게 듣지만
  사람마다 필요한 수분 섭취량은 다르다. 더 마셔야 하거나 덜 마셔야
  할 사람이 있다.
  목이 마르지 않고 오줌 색이 옅은 노란색이거나 무색에 가까우면
  수분 섭취가 충분하다고 볼 수 있다. 오줌 색이 어둡고 두통이 있거나
  입안이 마르면 수분 부족 상태이다.

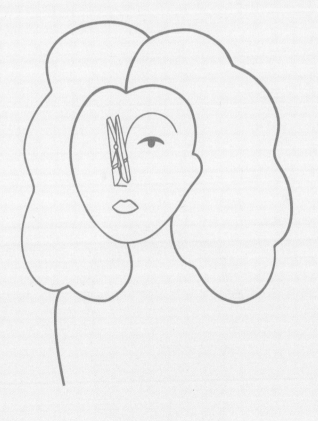

혀로 알아보는
소화기 계통

혀는 맛만 보는 기관이 아니다! 혀의 각 부분은 서로 다른 소화 기관과 연결되어 있다는
사실을 아는가? 혀 한쪽이 일어났거나, 염증이 생겼거나, 뾰루지가 났거나, 갈라졌다면
그 부분에 해당하는 위장, 혹은 소장 같은 소화 기관에 문제가 있는지 확인해보자.
혀는 소화 기관이 제대로 돌아가고 있는지 아닌지 알아볼 수 있는 유용한 지표이다.
혀 옆부분에 이빨 자국이 생긴다면 보통 영양분 흡수 불량의 증거이다. 영양분을
제대로 흡수하지 못하면 혀가 이빨에 붙게 된다. 이빨에는 무기질이 많아서 혀가
이빨에 밀착해 무기질을 흡수하는데, 그때 이빨 자국이 남는다.

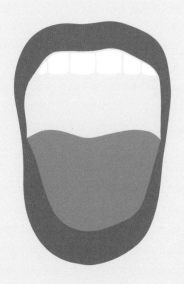

오줌:
똥의 황금색 자매

똥 얘기도 좋지만 그의 황금색 자매인 오줌 얘기도 빼놓을 수 없다. 오줌은 몸에서
나오는 액체 배설물이다. 신장이 오줌을 만들며 혈액에서 독성 성분과 원치 않는
성분들을 걸러낸다. 오줌은 대부분 물, 소금, 전해질, 요소, 요산과 같은 화학 성분으로
구성되어 있다.

오줌 색이 연노란색일 때 건강하다고 본다. 오줌 색이 금색보다 짙어지면 물이
부족하다는 신호이다. 너무 투명하다면 수분을 과다하게 섭취했다는 뜻이다.

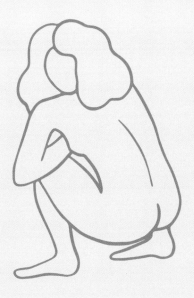

첫째 주 점검표

	월	화	수
아침			
점심			
저녁			
간식			
수분 섭취량			
알코올 섭취량			
카페인 섭취량			
운동량			
변비약			
기분			
스트레스 수준			
똥 상태			

책에 직접 쓰기를 권장한다!

일주일 이상 똥 상태를 기록해 패턴을 연구하고 싶다면 필요한 만큼 점검표를 복사해서 쓰면 된다.

목	금	토	일

모닝똥과
루틴

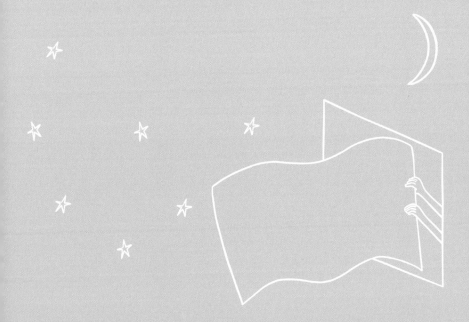

최고의 똥 타임을 즐기기 위한 첫 단계는 아침 루틴을 확인해보는 것이다. 아침은 그날 하루의 분위기를 결정한다. 아침에 기진맥진하거나, 불안하거나, 서두른다면 하루 종일 그 느낌이 지속될 것이다. 똥 타임을 스킵하고 바로 커피 타임으로 넘어갈 경우 아침부터 몸이 과흥분 상태가 되면서 오후쯤에는 무기력해질 확률이 높다.

우리의 철학은 이렇다. 어제라는 과거는 잊고 오늘의 새로운 이야기를 시작하기. 다른 말로 '빼기 전에 더 넣지 않기'이다. 우리 모두 하루를 가볍고 상쾌하게, 그리고 오늘도 할 수 있다는 느낌으로 시작할 자격이 있다. 성공은 이른 아침 화장실에 가는 일로 시작하자.

이상적인 아침 루틴

아침 루틴을 만들면 보다 효과적으로 몸과 마음의 균형을 찾을 수 있다. 생체 리듬을 잡아주고, 소화 능력을 향상시키고, 머리를 맑게 해 집중력을 끌어올리며 행복하고 건강한 느낌으로 이끌어준다.

우리가 선호하는 아침 루틴은 이렇다.

1 아침에 최대한 일찍 일어난다. 아침 시간이 여유로우면 하루를 시작하는 데 기운이 나고, 걱정이 많은 사람이라면 걱정거리를 관리하는 데 도움이 된다.

2 똥을 싼다!

3 점검표를 작성한다.

4 이를 닦고 혀를 닦는다. (44페이지 참조)

5 미온수 한 잔을 마신다.

6 최대한 오래 명상이나 요가를 한다. 5분이라도 괜찮다.

7 아침을 먹는다.

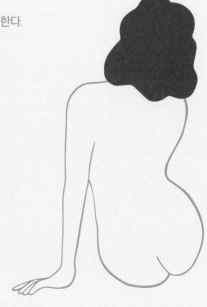

혀 닦는 방법

36페이지에서 배웠듯 혀는 주요 장기와 연결되어 있다. 그러니 혀를 확인하고 관리하는 일도 당연히 중요하다. 혀를 닦는 일은 배 속 장기를 부드럽게 마사지하는 일이자 소화를 돕는 일이다. 구취를 일으키는 박테리아도 제거할 수 있다.

혀칫솔을 이용해 혀를 닦는 법은 이렇다.

1 거울 앞에 서서 혀를 내민다. 미소도 잊지 말자!

2 혀칫솔의 둥근 부분을 혀뿌리 쪽에
부드럽게 갖다 댄다.

3 천천히 혀끝을 향해 당긴다.
여러 번 반복한다. 절대 혀끝에서
뿌리 쪽으로 움직이지 않는다.

4 혀칫솔을 따뜻한 물에 씻어 칫솔에
묻은 백태를 제거한다.

5 혀칫솔을 건조하고 청결한 곳에
보관한다.

6 혀뿌리부터 닦았을 때 구역질이
난다면 혀 중간부터 시작하고
적응되면 천천히 혀뿌리 쪽으로
시작 지점을 옮기자. 항상 입 바깥
방향으로 닦자.

아침에 즐기는
물 한 잔의 여유

일어나자마자 바로 토스터기와 커피포트로 향하는 대신 미온수 한 잔으로 하루를
시작해보자. 몸에 수분도 보충되고 소화 기관 표면 조직도 깨끗해지면서 소화를
촉진시켜 그 후 입장하는 음식이 소화 기관을 쉽게 통과하도록 도와준다.

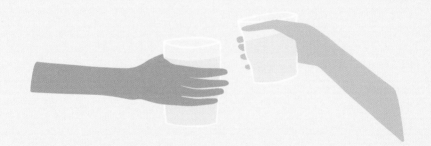

친환경
대체 에너지 자원

많은 사람들이 차에 기름을 넣듯 몸속에 커피를 들이붓는다. 휘발유처럼 커피도 큰 단점이 있는데 이런 부분은 종종 과소평가된다. 커피를 마시면 기운이 난다고 느끼겠지만 대신 수분을 뺏기고 혈당 수치가 높아진다. 어떨 땐 자신을 한계 너머까지 밀어붙이게 만들기도 한다. 매일 커피를 마시면 부신이 지치고 정신도 과흥분 상태가 되어 불면증, 피곤, 번아웃 증후군으로 이어지기도 한다.

다행히 에너지 균형을 유지해줄 수많은 커피 대체재가 있다.

* 강황 우유
* 생카카오로 만든 핫초코
* 허브티
* 루이보스티
* 뿌리/곡물 커피

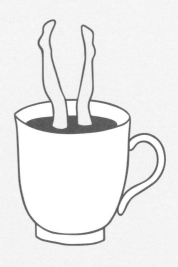

장도, 아침도, 편안해지는 친환경 변비약

많은 사람들이 갈색 작은 친구를 뒷문으로 밀어내기 위해 약간의 도움을 필요로 한다. 커피, 특정 음식, 담배, 심지어 약물의 도움을 받기도 한다. 담배가 왜 답이 아닌지 따지고 들지는 않겠다. 목숨까지 위협하는 해로운 성분이 담배에 얼마나 많은지는 이미 잘 알고 있을 테니까. 커피와 약물은 부신에 지속적인 자극을 줘서 지치게 하고 장기적으로 호르몬 수치의 균형을 망가뜨린다. 건강을 위한다면 좀 더 안전한 변비약을 찾는 편이 좋다. 아침에 곁들여 먹을 수 있는 완벽하고 맛있는 음식들도 많다. 아래는 그 일부다.

* 사과
* 자두
* 키위
* 치아시드
* 아마 씨
* 배
* 콩
* 무화과
* 케피르(발효 유제품)
* 오트밀

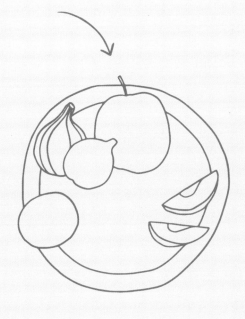

자신만의 이상적인 아침을 상상해보자.
현재의 아침 루틴은 상상에 얼마나 부합하는가?
상상을 현실로 이루려면 어떤 과정을 거쳐야 할까?

마음 충만한
식단과
음용

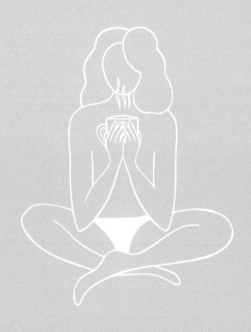

똥으로 건강을 챙길 때 가장 중요한 점은 섭취하는 음식과 음료가 장에 어떤 영향을 주는지 이해하는 것이다. 아무거나 먹어도 탈이 안 나는 축복을 받은 사람은 극히 일부에 불과하다. 건강해 보이는 사람조차 화장실에선 무슨 일을 겪고 있을지 알 수 없다. 많이들 시행착오를 거쳐 어떤 음식과 음료가 속에 잘 받는지 혹은 속을 뒤집어놓는지 알아냈을 것이다. 다만 그마저도 시간과 상황에 따라 바뀔 수 있다는 사실을 항상 기억해야 한다. 불안하거나 염증이 있거나 몸이 아플 때는 위장이 훨씬 더 예민하게 반응할 수도 있다. 세월이 흐르면 전에 먹던 음식(혹은 주량)인데 못 먹게 되는 경우도 있다. 여기서는 마음 충만한 식사를 이해하는 데 도움을 주는 내용을 담았다. 자신의 몸과 똥이 제대로 된 방향으로 가고 있는지 알려줄 것이다.

우리가 함께한 시간:
소화에 걸리는 시간

똥을 충분히 싸지 못하거나 똥을 다 싸는 데 너무 오래 걸리면 내가 먹은 음식의 소화 시간을 고려해봐야 한다. 언제 무엇을 어떻게 먹어야 효율적으로 소화가 되는지 알려주는 다이어트 책은 많다. 여기서도 대강 살펴보자. 보통 단백질이 많고 소화가 오래 걸리는 음식은 이른 시간에 먹어야 하루를 버틸 에너지를 계속 공급받을 수 있다. 잘 시간이 가까워질수록 가벼운 음식들, 즉 빠르게 소화되는 과일이나 채소를 집중적으로 먹어야 이상적인 똥 타임을 가질 수 있다. 고기와 탄수화물 성애자들이 종종 어려움을 겪는 부분이기도 하다.

잠자리에 들 때 배가 부르거나, 묵직하거나, 더부룩하거나, 불편한 상태가 종종 일어난다면 아래 소화 시간을 참고해서 식단을 다시 짜보도록 하자.

* 과일: 20~40분
* 녹색 채소: 30~40분
* 뿌리 채소: 50~60분
* 쌀과 오트밀: 90분
* 콩류: 2시간
* 유제품: 2시간
* 닭고기: 2시간
* 견과류: 3시간
* 붉은 고기: 4~5시간

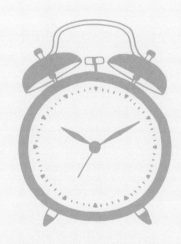

복잡한 삶을 위한
간단한 식단

소화를 돕는 음식이든 그렇지 않은 음식이든 소화 기관의 불길이 감당할 수 있는 양은
한정적이다. 소화를 돕는 땔감을 배 속에 과하게 투척하면 소화의 불길이 너무 세게
타올라 오히려 속이 쓰리거나 배탈이 나는 등 부작용이 생길 것이다. 반대로 소화하기
힘든 음식을 허용치 이상으로 많이 쑤셔 넣으면 소화의 불길이 죽어버려 속이 콱 막힐
테고.

최근 일에 치여서, 혹은 큰일이 나서 힘들었던 때를 떠올려보자. 해결할 일이 산더미라
마음은 급한데 반대로 몸은 지칠 대로 지쳐서 아무것도 할 수 없지 않았는가?

허용치 이상의 음식을 때려넣는다면 우리 위장도 이와 마찬가지가 된다. 자기 몸이
무엇을 필요로 하는지, 가장 원초적인 욕구를 무시하고 입맛 따라 아무 음식이나
몸속에 집어넣고 있다면 문제는 더 심각해질 뿐이다.

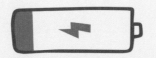

마음 충만해지는 식사법

먹는 행위는 숨 쉬는 일처럼 가장 자연스럽고, 가장 쉬운 행동이다. 그러면서도 가장 즐거운 행동 중 하나다. 그런데 왜 먹는 일이 어렵고 두렵게 느껴지는 사람이 있을까? 매일 뭘 먹을지도 고민이고, TV나 스마트폰의 방해를 받지 않고 오롯이 식사만 즐기는 일 또한 불가능해 보인다. 요즘은 대중교통에서 아무것도 안 한다는 사람만큼이나 밥 먹을 때 아무것도 안 본다는 사람을 찾아보기 힘들다.

안타깝게도 무엇을 먹고 있는지에 집중하지 않고 정신없이, 기계적으로 입에 음식을 쑤셔넣는 행위는 다음 배변 활동에 반드시 영향을 끼친다. 시원하게 똥을 싸고 싶다면 먹을 때 오롯이 음식에 집중하며 평화롭게 먹어야 한다.

아래는 마음이 충만해지는 식사를 위한 7가지 팁이다.

1 이전 식사가 다 소화되기 전에 음식을 먹지 말자.

2 앉아 있을 때만 먹자.

3 차분한 환경을 만들자. 이럴 땐 초와 분위기 있는 음악이 꽤 쓸만하다.

4 과식하지 마라. 아직 음식이 남았어도 배가 차면 그만 먹자.

5 음식을 꼭꼭 제대로 씹자.

6 식사와 다른 활동을 같이 하지 말자.

7 편하게 숨 쉬자!

음식 궁합
어디까지 알아보고,
오셨어요?

언제 무엇을 먹는지도 중요하지만 배 속이 진정 행복하려면 음식끼리의 궁합도 신경 써야 한다. 궁합이 나쁜 음식은 소화 장애를 일으키고 가스로 인한 복부 팽만감으로 이어진다. 또한 장내 불균형을 초래해 소화 기관 발효 증후군으로 이어지기까지 한다. 안타깝게도 멜론과 프로슈테, 치즈와 포도, 요거트와 과일 같은 맛있는 조합이 장을 지옥으로 만든다! 염두에 둬야 할 점을 몇 가지 적어본다.

* 과일은, 식사 30분 전이나 2시간 후에, 과일만 먹는 게 좋다. 과일은 다른 음식을 소화시키기 힘든 위장 환경을 조성해 소화불량으로 이어지게 할 수 있다.

* 서로 다른 단백질을 섞지 말자. 단백질은 소화 기관을 느리게 통과하기 때문에 한 번에 너무 다양하게 많이 먹으면 속이 막힐 수도 있다.

* 야유르베다에 따르면 꿀은 가열하거나 익히면 영양소를 잃는다. 익히지 않은 꿀이 최고이므로 황금색 넥타를 차에 넣기 전에 마시기 편할 정도의 온도로 식히자.

* 요거트와 과일, 치즈, 달걀, 생선, 고기, 혹은 가지속 채소(토마토, 가지, 피망, 감자)는 절대 같이 먹으면 안 된다! 보통 유제품을 산성

식품이나 단백질 함유량이 높은 음식과 섞으면 소화가 힘들어지기 때문에 장이 고생한다.

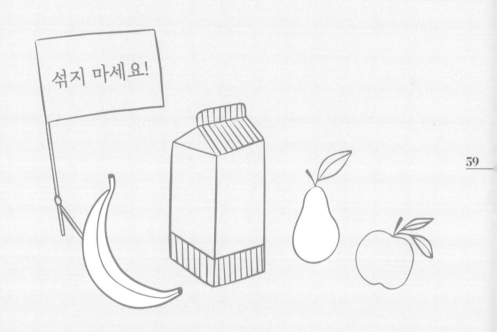

식사 끝난 느낌,
아니까~

위가 소화 활동을 하려면 여유 공간이 필요하다. 위의 절반은 음식으로, 1/4은 액체로
채우더라도 1/4은 꼭 비어 있어야 한다. 과식하지 말고 항상 음식을 먹을 때는 넉넉한
양의 물이나 음료도 같이 마시자!

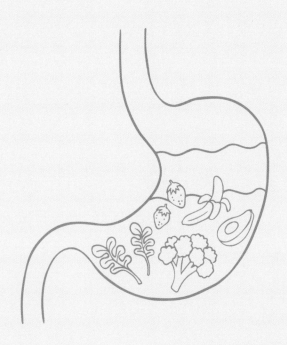

밥 먹고 누우면
소 된다 안카나!

가끔은 밥을 먹고 나서 눕고 싶어진다. 하지만 누우면 자연스럽게 아래로 흘러가야 할 음식물의 흐름을 방해해 소화불량에 걸릴 수도 있다. 눕는 대신 걷거나 꼿꼿이 등을 세우고 앉아서 따뜻한 물이나 좋아하는 차를 즐기며 마음 충만한 시간을 갖자.

또 다른 팁: 자러 가기 2시간 전에는 식사를 마치자. 눕기 전에 소화할 시간을 줘야 한다. 수면량과 수면의 질도 좋아지고 중간에 깨는 일도 적어질 것이다.

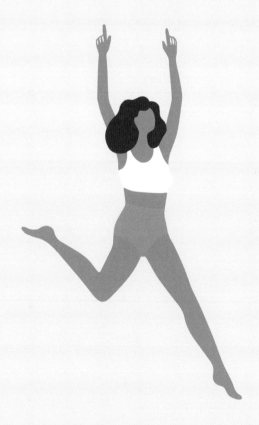

뚫어뻥

변비로 고생한다면 간단한 천연 변비약을 먹어보자.

뜨뜻한 국밥 말고 음료

얼음같이 차가운 음료와 음식은 소화 기관의 화력을 심하게 저해시킨다. 실온이나
체온 정도의 따뜻한 음료와 음식을 섭취하길 권장한다. 소화시키는 데 더 쉽기
때문이다. 그러니 얌전히 손에 들고 있던 얼음은 내려놓을 것.

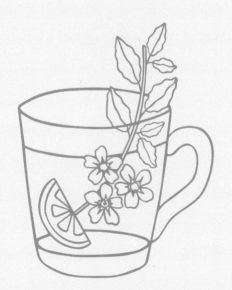

좋은 기름이니까

우리의 몸은 기계와 같다. 말인즉슨 모든 부분에 꼼꼼히 기름칠을 해야 기계가 잘
돌아간다는 뜻이다. 건강한 지방은 몸이 음식물을 에너지로 전환시킬 때 사용하는
필수요소이며 소화 작용을 돕는다. 호르몬, 신경 조직, 뇌를 구성하는 주춧돌이기도
하다. 또한 마음을 안정시키고 집중하도록 도와준다. 어떤 지방은 소화가 편하고
신진대사를 바로바로 활성화시키며 체중 감량을 촉진시킨다. 최고로 건강한 지방은 기
버터, 코코넛 오일, 냉압착 엑스트라 버진 올리브유다.
기 버터는 정제 버터 중 하나로 몸속의 혈관이나 신경기관 같은 파이프를 전부
기름칠해줄 고급 지방이다. 소화계와 면역계를 강화해주며 피부 영양도 챙겨주고
안색도 좋게 만든다. 기 버터는 음식의 영양분 흡수를 돕고 관절에도 기름칠을 해준다.
채소를 굽거나 볶을 때 쓰거나 맛있는 아침 식사를 위해 오트밀에 곁들여 풍미를
더해줄 때도 기 버터를 넣어주면 좋다.

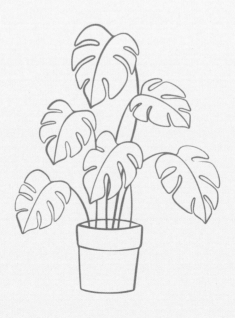

허브

허브는 향신료인 동시에 소화 기관의 화력을 더해주는 땔감 역할도 한다!

* **생강**은 자연이 선사한 만병통치약이며 다양하게 활용된다. 위장을 훌륭한 소화 환경으로 만들어주며 가스도 제거해준다.

* **카르다몸**은 소화를 촉진시키고 가스와 복부 팽만감을 줄여준다. 후식으로 먹기 딱 좋고 시나몬과 회향과 같이 먹으면 좋다.

* **후추**는 정화 및 항산화 효과가 있으며 뇌로 산소가 가도록 도와준다. 모든 음식에 풍미도 더해준다.

* **호로파**는 위산 역류를 방지해주고 담즙의 콜레스테롤을 제거해 담즙 농도를 높여줘서 소화가 더욱 빠르고 확실하게 되도록 돕는다. 치즈에 곁들여 먹으면 좋다.

* **시나몬**, 계피는 방귀가 나오게 해(방귀는 뀌고 살자!) 복통을
  줄여주고 간의 전반적인 기능을 개선해주며 설사, 소화불량,
  과민성대장증후군에 걸릴 확률을 줄여준다. 천연 향균 효과도 있어
  위장관의 염증을 줄여준다.

* **아위**는 소화 효소 활동을 증진시키며 콩류 음식을 먹고 속이
  더부룩할 때 찾는 단골 향신료다.

트리팔라

적절히 먹고 마시고 있는 데도 화장실 갈 때 문제가 있다면 아유르베다의 약 트리팔라가 도움이 될 수 있다. 트리팔라는 세 가지 말린 과일을 섞어 만든 인도 전통 약으로 특히 변비에 효능이 좋기로 유명하다. 스트레스 감소, 혈당 조절, 콜레스테롤 수치와 염증을 줄여주기도 한다. 트리팔라는 영양제, 가루, 액체 형태가 있으며 약국이나 인터넷, 건강식품 상점에서 찾을 수 있다. 제품 설명서에 따라 적절한 양을 자기 전에 먹자. 모닝똥에서 효과를 확인할 수 있을 것이다.

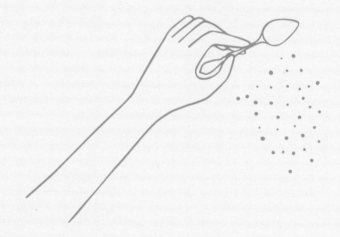

소화를 돕는 레시피

소화에 지속적인 도움이 필요하다면 아래의 간단한 레시피를 활용해보자. 평소 식단에
추가해도 불편하지 않을 것이다.

생강 껌
신선한 생강의 껍질을 벗기고 2.5cm 정도 크기로 자른다. 넓고 얇은 조각으로
썰어 라임즙과 굵은 소금을 조금 뿌린다. 씹으면서 뱃속의 불길이 타오르는 느낌을
느껴보자.

레몬수
뚜껑 달린 통에 레몬즙 1/2컵과 생꿀 1/2컵을 넣는다. 방금 썬 생강 1/2컵과 물 1/4
컵을 섞어 블렌더에 넣고 간다. 간 생강을 채로 걸러 나온 물만 레몬즙과 꿀이 든 통에
넣은 뒤 뚜껑을 닫고 잘 섞어준다. 완성한 레몬수를 나눠서 종일 마시자.

만능 차
디톡스, 소화계통 균형 회복, 복부 팽만감 해소, 가스 제거에는 쿠민, 고수, 회향 차를
추천한다. 쿠민 씨앗, 고수 씨, 회향 씨를 1큰술만큼 찻주전자에 넣고 물 1ℓ를 끓여
넣는다. 몇 분 정도 우려내고 좋아하는 찻잔에 따라 마시며 즐겨보자!

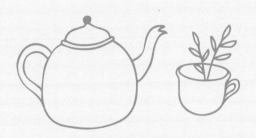

단단한 똥을 무찌를
천연 변비약

똥이 잘 익은 바나나보다 더 단단해 보이고 잘 안 나올 때는 자두 몇 개만 먹으면 똥이
부드러워진다. 자두 외에 다른 변비약은 아래와 같다.

* 살구
* 무화과
* 셀러리
* 당근

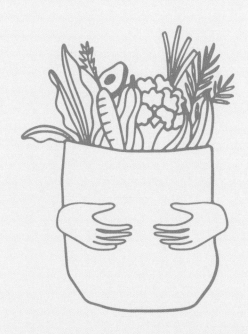

항문 파괴자

어쩌다가 소화 보조제를 쓰는 건 괜찮지만 지속적으로 불규칙한 똥이 나온다면
식단을 살펴볼 때다. 아래는 변비나 설사를 유발할 수 있는 음식과 음료들이다.

가공식품

마트만 가면 거의 모든 걸 살 수 있는 시대다. 그 자리에서 바로 먹을 수 있는 인스턴트
식품들도 한가득이다. 가공식품들은 과도한 공정을 거치기 때문에 재료의 원형을
찾아보기 어려울 정도다. 곡물과 콩류의 경우 원래 형태, 모양, 질감이 어떤지 모르는
사람도 있다. 게다가 방부제, 포화지방, 소금은 많고 영양과 섬유질은 적어 소화기
계통에 심각한 악영향을 끼칠 수 있다. 최악의 음식은 단연 시리얼, 과도하게 가공된
치즈, 빵, 과자, 인스턴트 식단, 음료수다. 가공식품은 적당히만 먹고 최대한 과일, 채소,
콩류, 현미나 통밀 같은 미정제 곡물을 먹도록 하자.

덜 익은 과일

당장 과일을 먹고 싶어서 냉장고를 열었더니 녹색 바나나와 돌처럼 딱딱한 키위밖에
없는가? 제발 잘 익은 과일이나 다른 간식을 먹도록 하자. 덜 익은 과일은 복통, 가스,
복부 팽만감, 설사를 유발한다. 과일이 익도록 충분히 기다렸다가 당도가 높아지고
영양과 비타민이 가득해질 때 즐기자.

알코올

대개 알코올은 건강에 좋지 않아서 적당히 마시길 권장한다. 하지만 부어라 마셔라
하는 날도 있다는 사실을 우리도 잘 안다. 가끔 즐기는 것도 나쁘진 않다. 다만
기억해야 할 점이 하나 있다. 전날 밤에 달리고 나면(술이 떡이 되고 나면) 아침에
화장실 갈 때는 평소대로 똥이 나오지 않을 거란 사실이다. 알코올은 여러모로 똥에
심각한 악영향을 끼칠 수 있어서 둘 중 한 극단을 겪게 될 확률이 높다. 변비 아니면
폭풍 설사! 알코올은 장 운동성을 증가시킨다고 알려져 있으며 대장에 무엇이 있든
빠르게 바깥으로 배출한다. 대부분은 화장실을 계속 들락날락할 수밖에 없다.
술을 달릴 때는 아래와 같은 음식들을 곁들여 먹고 다음날 아침에 고생하지 말자.
(미안하지만 피자나 튀김은 해당 사항 없음!)

* 과카몰레(아보카도는 마법이다!)
* 고구마나 감자 요리
* 메밀국수
* 바나나

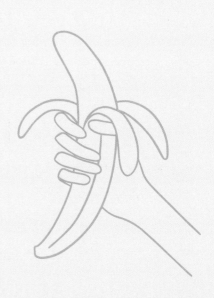

가스와 복부 팽만감을 빠르.게 빠르.게

배에 가스가 너무 많이 차거나 복부 팽만감이 느껴지면 날 것이나 공기가 많이 들어 있는 음식은 피하자. 쌀과자, 케이크, 팝콘, 감자칩, 양배추, 콜리플라워 등이 그런 음식이다. 대신 뿌리채소, 쌀밥, 걸쭉한 스튜 등을 먹자. 더부룩함도 가라앉고 똥도 좀 더 부드럽게 잘 나올 것이다.

어떤 음식과 음료가 몸에 잘 받고 똥도
잘 나오게 하는가?

어떤 음식이 배앓이, 복부 팽만감, 가스, 변비를
유발하는가?

몸에 안 받는 음식을 주의해야 할 상황에는
어떤 것이 있을까?

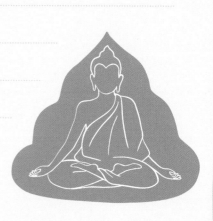

휴식에
몸을
맡기시오

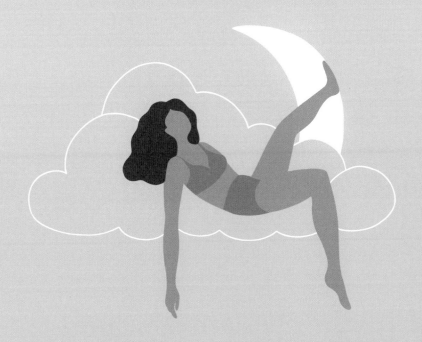

요즘에는 많은 사람들이 수면 문제를 겪는다. 가족사, 업무, 학교, 사회생활, 끊임없이 쏟아지는 뉴스에 신경 끄고 마음을 평정시키는 일이 아예 불가능해 보이기도 한다. 대다수가 '보상 심리로 수면시간을 미루고' 있다. 낮에는 바빠서 스트레스를 풀 시간이 없다고 느끼기 때문에 하고 싶은 일을 하려고 일부러 수면시간을 뒤로 미루는 전형적인 자기 파괴적인 행동을 일삼는다.

그 심정은 이해하지만 책에서 수면 문제를 전부 해결해줄 수는 없다. 대신 당신이 이미 알고 있을 사실들을 강조하고자 한다. 좋은 수면은 건강한 육체와 행복한 마음을 가져다준다. 직접적인 인과관계는 없지만, 불면증은 불안증과 우울증과 자주 엮이는 편이니 말이다.

많은 연구 결과가 장 상태가 수면에 중요한 역할을 한다는 사실을 보여준다. 본인의 장 상태에 따라 앞서 제시한 식단 조절을 한다면 수면 문제를 해결하기 좋은 상태가 되고 정신 건강과 전반적인 웰빙을 향상시킬 수 있다.

잠이 보약인 이유

야유르베다의 건강 원칙에 따르면 낮 동안 몸은 세 단계를 거치고 밤에도 똑같이 반복해 에너지의 밀물과 썰물을 만들어낸다. 첫 단계는 몸이 시원하고 무거우며 동이 틀 때부터 오전 10시까지 이어진다. 두 번째 단계는 불의 단계로 낮 중 가장 활발한 시간이다. 오전 10시부터 오후 2시까지 이어진다. 아마 일반적인 근무시간 중에도 이 시간을 가장 생산적인 시간으로 느낄 것이다. 세 번째 단계는 몸이 가볍고, 건조하고, 공기가 차 있으며 오후 2시부터 오후 6시까지 이어진다. 세 번째 단계가 끝나면 사이클이 새로 시작되는데 활발한 불의 단계는 밤 10시부터 새벽 2시까지 이어진다. 많은 사람이 밤 10시에 '에너지 리필'이 되기 때문에 생각보다 훨씬 늦게까지 잠을 안 잔다. 하지만 궁극적으로는 밤 10시 불의 단계가 시작되기 전에 TV와 전자 기기들을 끄고 자러 가야 건강에 도움이 된다. 다음 날 아침에 일어나서 모닝똥을 관찰해보면 그 효과를 알 수 있다.

야유르베다 건강법 수행자이자 교육자인 클라우디아 웰치 박사는 이렇게 말했다.

"몸 안의 모든 세포는 자극이 필요하고 영양분이 필요하다."

운동만큼이나 휴식도 필요하고 잠도 중요하다.

먹지 마세요,
잠에 양보하세요

상쾌하고 기운 넘치는 아침을 맞이하려면 전날 밤이 중요하다. 잠을 자야 육체적으로, 정신적으로, 감정적으로 휴식이 취해진다. 그래야 다음 날 일어날 신나는 일과 어려운 일에 모두 대비할 수 있다. 자는 동안 몸은 말 그대로 몸속에 넣은 모든 것을 소화한다. 낮에 있었던 일들의 감정도 꿈을 통해 처리하는데 이것도 일종의 소화다.

밤을 최대한 활용하려면 자기 전에 배를 너무 많이 채우지 않아야 한다. 그런 의미에서 밤참은 금지다! 자기 전에 많이 먹으면 음식물을 소화하느라 바빠서 몸을 회복하고 휴식할 시간이 부족해진다. 다음 날 아침이면 트럭에 치인 듯 몸이 무겁고 힘들 것이다. 감각도 마찬가지다. 자기 전에 과하게 감각을 자극했다면 생각이 많아져 깊이 쉴 수 없다. 침실에는 TV, 휴대폰, 태블릿의 출입을 삼가자. 침실은 느긋하게 긴장을 풀고 쉬며 재충전하는 단 한 가지 용도로만 사용할 수 있도록 불필요한 물건들을 치우라고 권장한다.

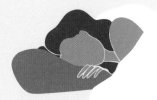

당신의 습관은 밤 10시에 잠자리에 들어 숙면을 취하기에 알맞은가?
그렇지 않다면 완전히 휴식을 취하지 못하는 근본적인 원인은 무엇인가?

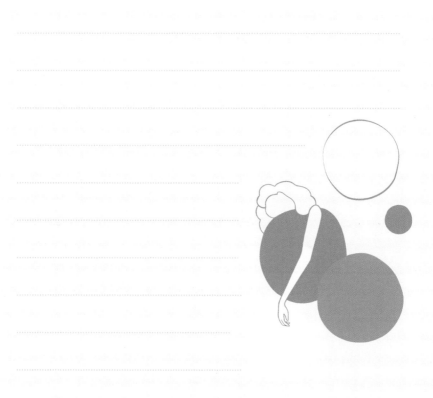

복잡한
삶을 위한
간단 스트레스
대처법

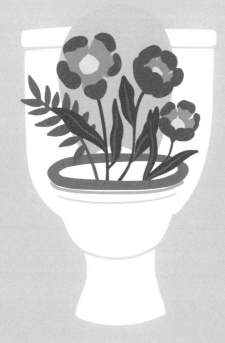

오케스트라가 아름다운 곡을 연주하도록 이끄는 지휘자처럼 우리 몸은 신체의 복잡한 기관들을 지휘한다. 최소한 원래는 그래야 한다. 많은 사람들의 소화 기관은 화음보단 불협화음을 낸다. 보통은 여러 기관이 서로 조화롭지 못한 상태라 긴장을 유발하고 결국 스트레스가 발현되기 때문이다. 스트레스는 외부 자극에 대한 반응이라고 생각하는 사람들이 많지만 내부 자극 때문에도 스트레스가 생긴다.

우리 몸은 감정적인 성향이 강하다. 스트레스를 받으면 이성적으로 침착하게 반응하는 대신 잔뜩 긴장한다. 이는 심신을 지치게 하고 장시간 방치하면 심각한 병을 초래하기도 한다.

현대인들은 대부분 스트레스를 겪고 있다. 민감한 사람들은 무엇이 스트레스의 원인인지 알기도 한다. 하지만 어떤 사람들은 자신이 언제 심한 스트레스를 받는지도 자각하지 못한다. 특히 오랫동안 높은 스트레스 수치를 견디고 살았다면 더욱 그렇다. 이럴 경우 자기 스트레스 상태를 점검하는 최선의 방법은 우리의 '두 번째 뇌', 바로 '내장'에 기대는 것이다. 똥을 관찰해보고 '내가 너무 스트레스를 받고 있지 않나?' 스스로에게 물어보자. 이런 행위는 몸의 중심을 잡을 때 도움이 되고 건강을 위한 간단하지만 중요한 첫 단계이다. 두 번째 뇌에 영양을 공급해 첫 번째 뇌도 잘 돌아가게 하는 것이다.

왜 밥을 먹으면
졸릴까

별빛이 흐르는 밤하늘을 보며 숲속에서 모닥불을 피우고 있다고 상상해보자. 불을
꺼뜨리지 않으려면 새 장작을 자주 넣어줘야 하고, 신경 쓰고 지켜봐야 한다. 불 관리에
소홀해지면 불은 바로 사그라든다. 반대로 장작을 너무 많이 넣으면 불길이 필요 이상
커져 주변 숲까지 태울 듯 위협적인 상황이 된다.

소화 기관의 불도 마찬가지다. 끼니를 거르면 불이 사그라들듯 피곤해진다. 음식은
삶을 살아가게 해주는 불씨가 되기 때문이다! 하지만 음식을 먹은 후 나른해진다면,
그건 너무 많이 먹어서 모든 에너지가 내장으로 쏠렸기 때문일 확률이 높다. 특히
가공식품을 너무 많이 먹으면 몸에서 염증이 일어나기 시작하는데, 그건 마치
모닥불의 불길이 필요 이상 커지는 것과 같다. 식곤증의 가장 흔한 이유 중 하나다.
원래 우리 몸은 음식을 소화하고 흡수해 피와 살로 만들기 위해 열심히 일해야 한다.
식사란 몸에 영양분을 공급하고 기운을 북돋워줄 기회이며 열린 마음과 열정적인
자세를 가질 수 있게 해주는 기회다.

기분이 좋아지는
천연 음식들

현재 다이어트를 하고 있다면 간식을 최대한 피하려고만 하겠지만 전체적인 건강
관리법으로 봤을 때는 몸에 좋은 간식도 있다! 천연의 단맛이 있고 영양도 만점이다.
스트레스를 받을 때 먹으면 바로 기분도 좋아지고, 혈당이 너무 치솟아 지칠 일도 없다.
아래 맛있는 음식 목록에서 하나 골라보자.

* 대추, 대추야자
* 지방을 제거하지 않은 유기농 우유
* 아몬드
* 아보카도
* 코코넛 밀크
* 타히니(중동식 참깨 반죽 혹은 소스)
* 고구마
* 무화과
* 망고

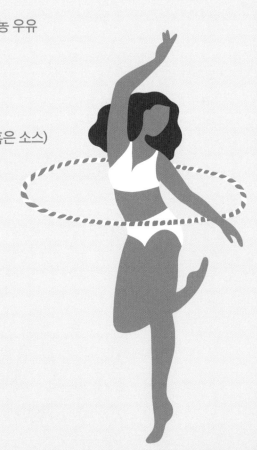

마사지는
셀프

마사지를 받는 건 너무 좋지만 주기적으로 받을 시간이 있을까? 압비얀가라는 셀프 마사지는 바쁜 일상에서 잠깐의 휴식을 즐기게 해주며, 잠들어 있는 부교감 신경계로 깊이 빠지게 해주는 훌륭하고 효과적인 방법이다. 부교감 신경계는 몸의 휴식과 소화 반응을 관장하며 심부 조직과 내장기관의 독성물질을 배출해준다. 셀프 마사지는 안정감을 주고 좀 더 현실에 집중하게 하며 자기 몸에 대해 자각할 수 있게 해준다. 목욕이나 샤워 전에 따뜻한 오일로 간단하게 몸 전체를 문질러주고 평소처럼 몸을 씻어주자. 유분기를 가볍게 남기면 피부에 보습효과도 준다.

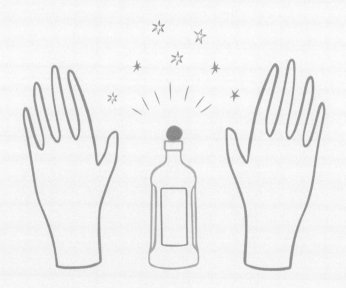

자신의 주요 스트레스 요소가 무엇인가?
스트레스받을 때 어떤 음식이 도움이 되는가?
그 음식을 먹으면 어떤 기분이 드는가?

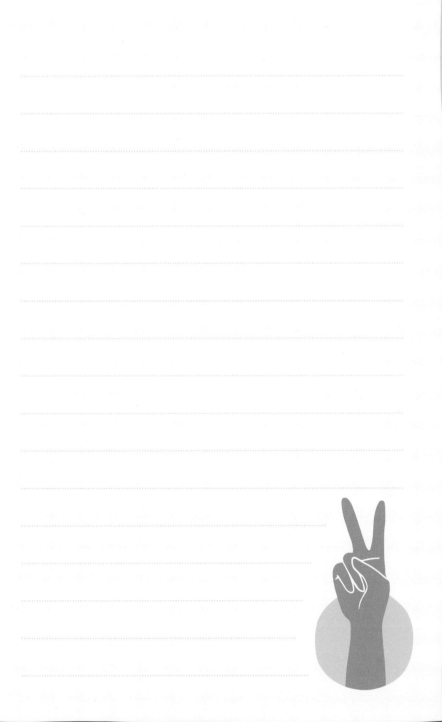

배 속에
불을
지펴라

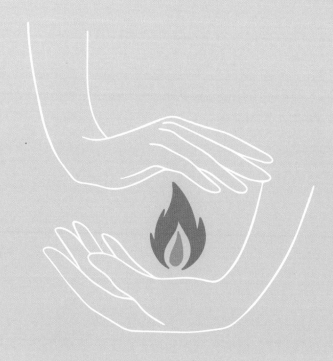

소화 능력을 향상시키는 요가 기반의 여러 가지 운동을 소개하고자 한다. 특히 복부 팽만감과 변비에 좋을 것이다. 이미 요가를 수련하고 있다면 익숙한 자세들도 나올 것이다. 그렇지 않다면 이번 기회에 새로운 자세도 시도해보길 바란다. 어쨌든 운동은 소화 기관에 자극을 주는 훌륭한 방식이니 말이다.

영웅 자세

소화를 돕고, 가스를 제거해주며, 변비를 풀어주고, 생리통에 좋다.

1   다리를 모아 무릎을 꿇고 앉은 뒤 허리를 꼿꼿이 세운다. 무릎이 아프면
     배게 위에 앉는다.

2   눈을 감는다.

3   손은 허벅지에 올려놓는다.

4   배의 긴장을 푼다.

5   30초~1분 동안 자세를 유지하며 호흡에 집중한다.

비틀기

대체로 몸통을 비트는 자세는 소화 기관에 아주 큰 효과가 있다. 마리치아사나(현자 마리치) 자세는 열을 발산하고 소화액의 흐름을 돕기 때문에 소화에 최고다. 특히 식전에 하기 좋으며 '영양분 공급할 준비가 됐다'라고 몸에 말하기 좋은 방법이다.

초심자에게는 오른쪽 박스 안의 자세를 권장한다.

1   바닥에 앉아 몸 앞으로 다리를 쭉 뻗는다.

2   오른쪽 무릎을 굽힌다. 오른쪽 발바닥이 왼쪽 허벅지 옆의 바닥을 짚도록 한다. 오른쪽 엉덩이가 최대한 당기는 느낌이 들게 한다. 왼쪽 다리는 쭉 뻗고 있어야 한다.

3   오른손을 왼발 쪽으로 최대한 뻗으며 앞으로 최대한 허리를 굽힌다. 그 상태에서 오른쪽 손바닥이 밖으로 향하게 한 뒤 오른쪽 정강이를 왼쪽에서 오른쪽으로 감싸면서 상완과 어깨를 최대한 앞으로 뻗으며 손을 최대한 허리 쪽으로 당긴다. 자세가 완성되었을 때는 오른팔이 바깥쪽으로 다리를 완전히 감싼 상태에서 오른손이 허리 근처에 가 있어야 한다.

4   왼쪽 팔을 천장으로 향해 올렸다가 등 쪽으로 내려 양손을 서로 맞잡는다.

5   최대한 꼿꼿이 등을 펴며 숨을 들이쉰다.

6   앞으로 허리를 굽히며 숨을 내쉰다. 양손은 계속 잡고 있어야 한다.

7   호흡을 몇 번 하는 동안 자세를 유지한다.

8   허리를 세운 뒤 맞잡은 손을 놓는다.

주의사항: 앞의 자세가 어렵다면 자세를 이렇게 바꿔보자. 2번까지 진행한 뒤 왼손을 앞으로 뻗으면서 왼쪽 팔꿈치를 오른쪽 무릎의 오른쪽에 갖다 댄다. 몸을 오른쪽으로 비틀며 허리는 꼿꼿이 하고 가슴을 편다. 몇 번 호흡하는 동안 자세를 유지한다.

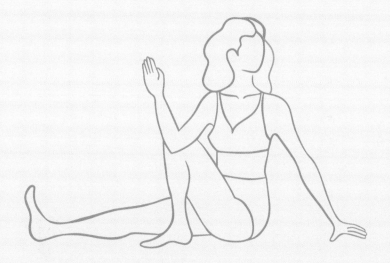

파바나묵타사나

이 자세는 바람 빼기 자세다. 다른 말로 하자면 방귀가 나오게 해주는 자세다! 복근 강화에도 좋고 소화 기관을 마사지해준다.

1   바닥에 등을 대고 눕는다.

2   숨을 내쉰다.

3   천천히 숨을 들이쉬며 양다리를 들어 등과 90도로 만들어준다.

4   허벅지를 가슴 쪽으로 당기며 양팔로 무릎을 감싼 뒤 양손은 반대쪽 팔꿈치를 잡는다.

5   목을 굽혀 턱을 무릎에 갖다 댄다.

6   30초~1분 동안 자세를 유지하며 편안하게 호흡한다. 팔을 풀고 다리를 원위치시킨다.

7   자세가 힘들다면 한 번에 한 다리씩만 당긴다.

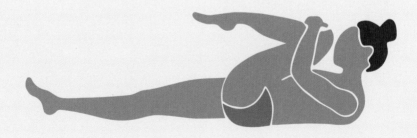

복부 마사지

마사지는 배변 활동 빈도를 늘리고 근육 수축을 자극해 장내 가스 배출을 돕고
노폐물을 제거해준다. 기분도 좋아지고 스트레스가 사라지기도 한다.

1 바닥에 등을 대고 누워서 가볍게 배를 누른다.

2 배의 오른쪽 아래를 시작으로 시계 방향으로 손을 12번 돌리며 마사지한다.

3 오른쪽 엉덩이 안쪽에 압력을 가한다.

4 몇 초 후 힘을 풀고 오른쪽 갈비뼈 아래쪽에 압력을 가한다.

5 왼쪽도 똑같이 반복한다.

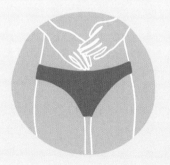

바람을 찬양하며

책에서 불에 대해 많이 얘기했지만 또다른 원소인 공기에 대한 애정으로 마무리하려
한다. 공기는 우리 주변과 우리 안의 모든 것을 관장한다. 야유르베다에서 '육신의
바람'은 우리 신체의 들숨, 날숨, 심장박동, 관절의 움직임과 운동 기능을 주관한다고
말한다. 공기는 배변 활동과 생리, 자연분만, 구토, 트림, 딸꾹질과 재채기를 이끈다.
'정신의 바람'은 세포 간의 소통, 호르몬 조절, 생각을 관장한다. 정신의 바람은
산들바람처럼 은은히 퍼질 수도 있고 허리케인처럼 강하게 몰아칠 수도 있다. 짜증이
날 때면 신체 내부의 풍향계가 사방팔방으로 마구 돌아간다. 정신의 바람이 제대로
돌아가지 않으면 똥이 안 나온다. 걱정거리가 있거나 너무 많이 생각하다 보면 사람이
완전히 지치게 된다. 건강을 위해서는 어지러운 정신의 바람을 진정시켜야 하며 그
방법은 많다. 우리가 선호하는 방식은 다음과 같다.

나디 쇼다나
(한 콧구멍씩 번갈아 가며 숨쉬기)

1 등을 꼿꼿이 세우고 어깨의 긴장을 푼 채로 편안한 자세로 앉는다.

2 오른손 엄지로 가볍게 오른쪽 콧구멍을 막는다. 왼쪽 콧구멍으로 들이쉬고
오른손 약지나 새끼손가락으로 왼쪽 코를 막는다.

3 오른손 엄지를 떼고 오른쪽 콧구멍으로 천천히 내쉰다.

4 오른쪽 콧구멍으로 다시 들이쉬고 엄지로 막는다.

5 왼쪽 콧구멍을 열고 천천히 내쉰다.

6 위 동작을 3~5분 동안 반복한다.

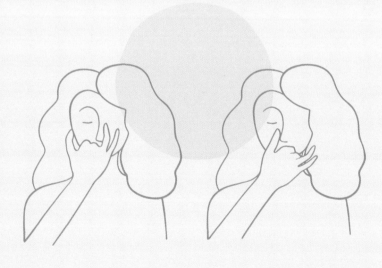

오래 걷기

가수 조지 마이클의 노래처럼 '밖으로 나가자(Let's go outside)'. 식사 직전의 가벼운
걷기는 소화 기관의 불길을 살린다. 걷다가 배가 고프면 건강한 식욕과 함께 식탁으로
돌아올 수 있다. 육체적인 이유가 아닌 감정적인 이유로 식욕이 돈다면(헛배가
고프다면) 그 욕구도 곧 사라질 것이다. 신선한 공기가 뱃속의 불을 지펴줄 테니
가능하다면 아주 잠시라도 자연으로 나가보자.

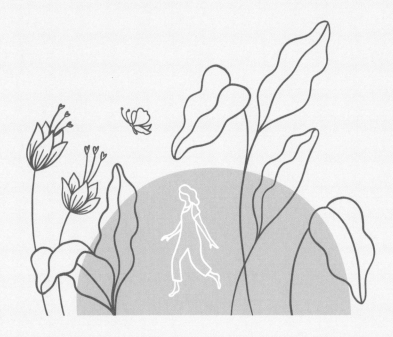

'21일간의 즐똥'으로 들어가기 전에
책에 나오는 어떤 기술을 가장 먼저 시도해보고 싶은가?
이런 기술을 일상에 접목하려면 무엇을 해야 할까?

21일간의
즐똥

책을 읽는 동안 긍정적인 경험이 많았길 바라며
이제부터 인생 최고의 똥을 위한 여정을 시작해보자!
우리는 일주일간 똥 상태를 확인해 기준선을 잡고
어떻게 변화를 줘야 하는지 지식도 습득했다. 3주간 더
똥 상태를 확인하길 권장한다. 한 달간 똥을 관찰하면
식단 조절에 도움이 되고, 새로운 자기 관리 루틴도
형성되며, 이후 살아가면서 필요한 도구도 완성된다.
즐똥!

둘째 주 점검표

	월	화	수
아침			
점심			
저녁			
간식			
수분 섭취량			
알코올 섭취량			
카페인 섭취량			
운동량			
변비약			
기분			
스트레스 수준			
똥 상태			

목	금	토	일

둘째 주 돌아보기

어떤 방법이 효과가 있었나?

어떤 방법이 효과가 없었나?

어떤 부분을 바꿔야 하는가?

셋째 주 점검표

	월	화	수
아침			
점심			
저녁			
간식			
수분 섭취량			
알코올 섭취량			
카페인 섭취량			
운동량			
변비약			
기분			
스트레스 수준			
똥 상태			

목	금	토	일

셋째 주 돌아보기
어떤 방법이 효과가 있었나?
어떤 방법이 효과가 없었나?
어떤 부분을 바꿔야 하는가?

넷째 주 점검표

	월	화	수
아침			
점심			
저녁			
간식			
수분 섭취량			
알코올 섭취량			
카페인 섭취량			
운동량			
변비약			
기분			
스트레스 수준			
똥 상태			

목	금	토	일

넷째 주 돌아보기

어떤 방법이 효과가 있었나?
어떤 방법이 효과가 없었나?
어떤 부분을 바꿔야 하는가?

즐똥: 인생 최고의 똥을 위한 완벽 가이드

초판 1쇄 인쇄일 | 2023년 8월 15일   초판 1쇄 발행일 | 2023년 8월 25일

지은이 | 줄리아 블로버거 & 루스 니터
그린이 | 프로우키 덴 나이스
옮긴이 | 김완교
펴낸이 | 강창용
기 획 | 강동균
편 집 | 신선숙
디자인 | 가혜순

펴낸곳 | 느낌이있는책
출판등록 | 1998년 5월 16일 제10-1588
주 소 | 경기도 고양시 일산동구 중앙로 1233(현대타운빌) 703호
전 화 | (代)031-932-7474
팩 스 | 031-932-5962
이메일 | feelbooks@naver.com

Illustrated by Froukje den Nijs
Designed by Andie Reid

ISBN 979-11-6195-215-4 13510

* 책값은 뒤표지에 있습니다. * 잘못된 책은 구입처에서 교환해 드립니다.